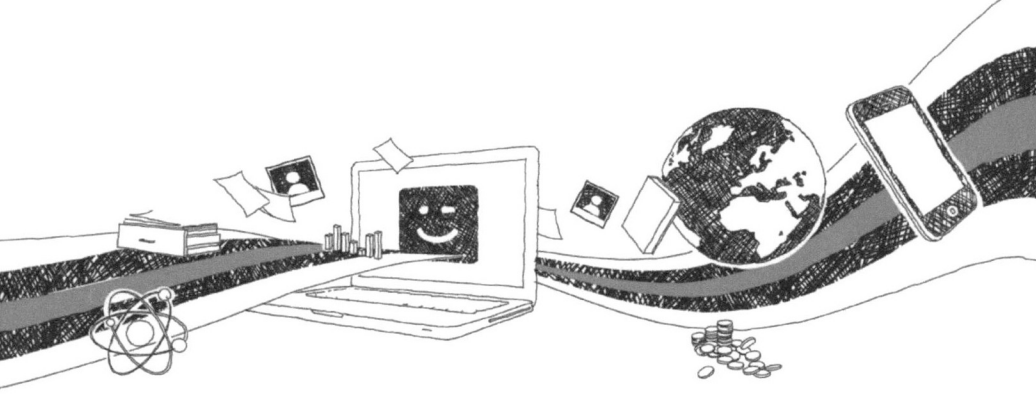
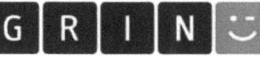

Retail Clinics. Mögliche Übertragung in das deutsche Gesundheitssystem

GRIN

Bibliografische Information der Deutschen Nationalbibliothek:

Die Deutsche Nationalbibliothek verzeichnet diese Publikation in der Deutschen Nationalbibliografie; detaillierte bibliografische Daten sind im Internet über http://dnb.d-nb.de abrufbar.

ISBN: 9783346972040
Dieses Buch ist auch als E-Book erhältlich.

Das Buch bei GRIN: https://www.grin.com/document/1418696

Deutsche Hochschule für
Prävention und Gesundheitsmanagement
Hermann-Neuberger-Sportschule 3
66123 Saarbrücken

Hausarbeit

Studiengang	Prävention und Gesundheitsmanagement
Studienmodul	Gesundheitsmanagement II
Aufgabe	Das Geschäftsmodell der „Retail Clinic"

Inhaltsverzeichnis

1 Konzeptionelle Bezugsrahmen

Um Organisationen im Gesundheitswesen aus einer betriebswirtschaftlich orientierten Managementperspektive zu betrachten, eignen sich zwei konzeptionelle Bezugsrahmen: der Geschäftsmodellansatz oder die Analyse nach Sachfunktionen. Im Folgenden soll näher auf die genannten Bezugsrahmen eingegangen werden.

1.1 Geschäftsmodellansatz

Ein funktionierendes Geschäftsmodell ist Voraussetzung für ein erfolgreiches Unternehmen. Ein Geschäftsmodell ist eine vereinfachte Darstellung für die Legitimation der Existenz des Unternehmens. Es stellt die Basisfunktionen der Wertschöpfung in einem Unternehmen vereinfacht dar und kann dadurch potenzielle Risiken in den bestehenden Versorgungsstrukturen offenlegen sowie bei der Entwicklung neuer Versorgungsstrukturen unterstützen (Wirtz, 2021).

Geschäftsmodelle bestehen aus fünf Teilmodellen, dem Kernmodell, dem Marktmodell, dem Produktionsmodell, dem Kostenmodell und dem Erlösmodell. Diese sollen im Folgenden näher betrachtet werden.

Das Kernmodell ist das Leistungsmodell, welches das Problem des Nutzers und den Lösungsbeitrag des Anbieters durch seine Leistung beschreibt. Die Basisleistung beschreibt die Kernleistung, welche das Problem des Nutzers bedient. Diese kann durch erweiterte bzw. potenzielle Leistungen in Form von serviceorientierten Zusatzleistungen erweitert werden.

Beim Marktmodell geht es um die durch die Leistung angesprochenen Kunden, während das Produktionsmodell die Technologie beschreibt, mit der die Leistung erbracht wird. Demgegenüber stehen zum einen das Kostenmodell, welches das monetäre Abbild der Produktion darstellt und das Erlösmodell, welches die Finanzierungsquelle des Geschäftsmodells beschreibt.

Der Geschäftsmodellansatz lässt sich aus dem „resource based view" und dem „market based view" betrachten. Bei Ersterem kann ein Unternehmen analysieren, welche Ressourcen im Unternehmen vorhanden sind und welche Leistungen es dementsprechend anbieten kann.

Bei der „market based view" geht es darum zu sehen welcher Bedarf auf dem Markt vorhanden ist und dementsprechend passende Leistungen anzubieten.

1.2 Analyse nach Sachfunktionen

Bei der Analyse nach Sachfunktionen werden die Aufgaben eines Managers in Teilbereiche aufgeteilt, die sogenannten Sachfunktionen. Diese beinhalten unter anderem das Leistungsmanagement, Kundenmanagement und Finanzmanagement.
Im Folgenden soll betrachtet werden welcher Managementbereich einem niedergelassenen Arzt in Deutschland am meisten Freiheitsgrade bietet.

Niedergelassene Ärzte sind eine wichtige Anlaufstelle bei gesundheitlichen Problemen und erbringen wichtige medizinische Dienstleistungen. Aufgrund der starken Abhängigkeit von Kassenärztlichen Vereinigungen und den gesetzlichen Krankenkassen sind sie an viele Vorgaben und gesetzliche Regelungen gebunden.

Beim Kundenmanagement ist es für den Arzt zunehmend wichtig, die eigene Praxis kundenorientiert zu gestalten. Das Gesundheitswesen ist zunehmend kompetitiver und daher reicht alleiniges Fachwissen nicht aus und es ist Aufgabe der Praxis die Kundengewinnung und -bindung zu fördern. Für das Marketing einer Arztpraxis gibt es zahlreiche rechtliche Rahmenbedingungen wie beispielsweise die Musterberufsordnung für deutsche Ärztinnen und Ärzte, welche das Verbot berufswidriger Werbung beinhaltet. Wettbewerbsvorteile lassen sich daher vor allem durch hohe Qualität der Behandlung, Leistungsdifferenzierung und Zeitvorteilen o.ä. schaffen.
Dadurch haben Arztpraxen beim Kundenmanagement eher geringe Freiheitsgrade.

Auch beim Finanzmanagement gibt es für Arztpraxen zahlreiche rechtliche Regelungen. Die Grundlage der Vergütung von erbrachten Leistungen an gesetzlich Versicherten in der vertragsärztlichen Versorgung bildet der Einheitliche Bewertungsmaßstab. Die Preisverhandlungen führt dabei nicht der Arzt selbst, sondern die Kassenärztliche Bundesvereinigung mit dem GKV-Spitzenverband, mit unter Umständen regionalen Anpassungen. Arztpraxen können daher keinen großen Einfluss auf die eigene Vergütung nehmen und benötigen daher ein gutes Kostenmanagement, um wirtschaftlich Erfolg zu haben. Dies beinhaltet das Management von Personalkosten, Miete, Ausstattung, Material usw.

Am meisten Freiheitsgrade bietet das Leistungsmanagement.

Zur Ausübung des Arztberufes ist eine Approbation notwendig, für die das erfolgreich abgeschlossene Medizinstudium eine Voraussetzung ist. Die darauffolgende Facharzt-weiterbildung bietet dem Arzt die Freiheit sich auf ein spezifisches medizinisches Fach-gebiet zu spezialisieren.

Um dann die kassenärztliche Zulassung zu erhalten, müssen die Ärzte Mitglied einer Kas-senärztlichen Vereinigung werden. Dadurch ergeben sich viele gesetzliche Regelungen, die die Qualität der Behandlung, sowie die flächendeckende vertragsärztliche Versorgung sicherzustellen.

In Deutschland gilt für Ärzte die Freiheit der Niederlassung, was bedeutet, dass Ärzte eine eigene Praxis eröffnen dürfen. Um Kassenpatienten zu behandeln, müssen sie jedoch eine Zulassung als „Vertragsarzt" haben, damit die Gesetzlichen Krankenkassen die Kos-ten übernehmen. Die Leistungserbringung in der vertragsärztlichen Versorgung ist in §73 SGBV festgelegt. Trotzdem darf der Arzt zusätzlich von ihm ausgewählte individuelle Gesundheitsleistungen (IGeL) anbieten.

Zusätzlich kann der Arzt sich frei entscheiden welche Niederlassungs- und Kooperations-form er wählen möchte. Dies kann beispielsweise eine Einzelpraxis sein, eine Gemein-schaftspraxis, ein Medizinisches Versorgungszentrum etc. Er kann sich zudem entschei-den, ob er selbstständig tätig sein möchte, oder in Anstellung arbeiten möchte.

2 Grundlegende Aspekte von „retail clinics"

2.1 Definition „retail clinic"

Als „retail clinics" (RC) gelten medizinische Kliniken, die sich in Apotheken, Super-märkten oder Discountern befinden und eine eingeschränkte Auswahl an medizinischen Dienstleistungen zu festen Preisen anbieten. Sie bieten längere Öffnungszeiten, besonders abends und am Wochenende, sowie kurze Wartezeiten und Behandlungen ohne vorherige Terminvergabe. Angeboten werden vor allem die Behandlung von leichten Infektionen und Erkrankungen, sowie Impfungen und weitere präventive Leistungen (RAND Coope-ration, 2016).

„Retail" lässt sich ins Deutsche als Einzelhandel übersetzen. „Retail" bedeutet das Ver-kaufen von Waren an die Allgemeinheit (Cambridge Dictionary, o.D.). In einer RC wer-den medizinische Dienstleistungen als Ware an die Allgemeinheit verkauft und das in der Regel ohne vorherige Terminvergabe wie das in Arztpraxen der Fall wäre. Auch spiegelt sich der „retail"-Aspekt darin wider, dass die Leistungen zu festen Preisen angeboten und direkt vor Ort bezahlt werden.

2.2 Entwicklung und Marktsituation

Die erste RC eröffnete in den USA im Jahr 2000 in Minneapolis (Sempora, 2010). Im Jahr 2010 gab es bereits etwa 1.200 RCs in den USA (RAND Cooperation, 2016). Im Jahr 2019 ist diese Zahl bereits auf 2.200 angestiegen (Terry, 2019). Daran lässt sich erkennen, dass sich RC in den USA großer Beliebtheit erfreuen.

Die Marktgröße von RCs wurde im Jahr 2021 auf 3.49 Milliarden US-Dollar geschätzt und soll sich bis 2029 auf 4.22 Milliarden US-Dollar steigern (Fortune Business Insights, 2022).

Im Jahr 2015 gab es auf 1.000 Versicherte 24 Klinikbesuche in RCs und damit etwa doppelt so viele wie im Jahr 2011. Das jährliche Wachstum der Klinikbesuche in RCs war mit 19 % deutlich höher als das Wachstum von Besuchen in Arztpraxen, sowie der Gang in Notaufnahmen (BCBS, 2017).

Trotz des Wachstums ist das Nutzungslevel von RCs mit weniger als 1 % sehr niedrig im Vergleich zu anderen Gesundheitseinrichtungen. Dies lässt sich unter anderem darauf zurückführen, dass die Anzahl an RCs im Vergleich zu der Anzahl an Notaufnahmen und niedergelassenen Ärzten niedrig ist. Zudem können niedergelassene Ärzte und Notaufnahmen ein größeres Spektrum von Beschwerden, sowie kompliziertere Fälle behandeln als RCs (BCBS, 2017).

3 Leistungsmanagement von „Retail clinics"

3.1 Strukturqualität einer „retail clinic"

Das Modell von Donabedian beschreibt drei Qualitätsdimensionen zur Beurteilung der Produktion von Gesundheit. Als Voraussetzung wird die Strukturqualität beschrieben, welche die Struktur des Leistungserbringers und dessen Ressourcen beschreibt. Zu den Ressourcen gehören finanzielle Ressourcen, technologische Ressourcen und Humanressourcen. Für diese Ressourcen gibt es Vorgaben, die zur Leistungserbringung erfüllt sein müssen (Auer, 2004, S. 82 f.). Im Folgenden sollen die Ressourcen Personal, Ausstattung und Infrastruktur von RCs mit denen von Arztpraxen in Deutschland verglichen werden.

Personal:

In RCs arbeiten sogenannte 'nurse practitioner' NP oder 'physician assistants' (RAND Cooperation 2016). In 22 Bundesstaaten in den USA dürfen NPs Patienten ohne jegliche Involvierung eines Arztes behandeln. In den übrigen Bundesstaaten muss ein Arzt in der Behandlung involviert sein. Dafür reicht aber schon eine telefonische Erreichbarkeit des Arztes oder schriftlich festgelegte Protokolle, wie die Behandlung ausgeführt werden soll aus (Scott, 2007). Es ist also nicht zwingend Arzt notwendig, um eine RC zu betreiben, was für eine Arztpraxis in Deutschland unerlässlich ist. In Arztpraxen sind neben dem Arzt noch weitere Berufsgruppen angestellt wie Medizinische Fachangestellte (MFA), Medizinisch-Technische Assistenten (MTA) und Pflegekräfte. Eine Arztpraxis benötigt mehr Personal und auch weiter gefächerte Berufsgruppen, da die Aufgaben stärker verteilt werden. In Arztpraxen übernehmen die MFAs und MTAs verwaltungstechnische Aufgaben, sowie Teile der Untersuchungen. Beispielsweise messen sie den Blutdruck, übernehmen die Blutabnahme und führen gerätegestützte Diagnoseverfahren durch. Der Arzt übernimmt die Anamnese, Diagnose sowie Behandlung des Patienten und ordnet die oben genannten Untersuchungen an.

In RCs ist diese Art der Differenzierung nicht vorhanden. Der NP ist zuständig für Anamnese, Diagnose und Behandlung und führt zusätzlich die Diagnoseverfahren durch. Allerdings finden in RCs in der Regel keine komplexeren Diagnoseverfahren statt.

Die Ausbildung zum NP erfolgt über sechs Jahre und beinhaltet ein Bachelor- und ein Masterstudium (Coursera, 2023). Ein Medizinstudium in Deutschland dauert in der Regel ebenfalls sechs Jahre und wird dann durch fünf Jahre Facharztausbildung ergänzt. Die Ausbildungen zum MTA oder MFA dauern drei Jahre. Ein NP hat daher mehr Ausbildung als ein MTA oder MFA, aber weniger als ein Arzt in Deutschland.

Ausstattung:

Da RCs nur eine kleine Anzahl an Leistungen anbieten, ist keine große Ausstattung notwendig. In der Regel sind RCs auch recht klein, da sie hauptsächlich nur Räume für Patientengespräche und -behandlungen benötigen. Die Räume sollten mit einer Sitz- bzw. Liegemöglichkeit ausgestattet sein, um die Untersuchung durchführen zu können. Zusätzlich benötigt der NP ein Dokumentationssystem, um einen Befund zu schreiben. Große medizinische Geräte sind nicht notwendig, da gerätegestützte Diagnoseverfahren meist nicht angeboten werden. Betrachtet man den Leistungskatalog einer RC ergibt dich daraus lediglich ein Bedarf an Blutentnahmesystemen, Blutdruckmessgeräten und sonstigen kleinen diagnostischen Hilfsmitteln.

In Arztpraxen in Deutschland werden diese kleinen Gerätschaften ebenfalls benötigt. Zusätzlich sind dort je nach fachärztlicher Ausrichtung auch größere medizinische Geräte wie ein Elektrokardiogramm-Gerät vorhanden. Meist sind diese Geräte in einem eigenen Raum positioniert, wodurch ein zusätzlicher Platzbedarf entsteht. Auch Arztpraxen benötigen ein Dokumentationssystem. Da in Arztpraxen mehr Personal tätig ist, sind dafür auch mehr technische Geräte notwendig.

Infrastruktur:

RCs sind an schon bestehende Apotheken, Supermärkte oder Discounter angegliedert (Scott, 2007). Dadurch besitzen sie meist automatisch eine gute Erreichbarkeit mit ausreichend Parkmöglichkeiten. Generell bietet sich so auch ausreichend Platz und Flexibilität die Räumlichkeiten an die Bedürfnisse anzupassen.

Arztpraxen müssen sich meist einen geeigneten Standort mieten. Dies können Räume in Bürogebäuden oder Wohngebäuden sein. Die Räumlichkeiten sind daher nicht immer optimal für eine Praxis ausgelegt und müssen gegebenenfalls umgebaut werden. Arztpraxen sind daher meist auch räumlich begrenzt und können nicht so leicht expandieren, wenn keine zusätzlichen Räume zur Verfügung stehen.

Eine weitere Herausforderung für Arztpraxen ist der barrierefreie Zugang. Nicht alle Wohngebäude besitzen einen Aufzug, was aber für eine Arztpraxis wichtig wäre, da Patienten häufig weniger mobil sind. RCs sind aufgrund ihrer Lage in großen Einkaufsgebäuden meist automatisch barrierefrei.

3.2 Umfang der Leistungserbringung

Im Vergleich zu Arztpraxen und Notaufnahmen können RCs nur eine kleine Anzahl an Beschwerden behandeln. Vorrangig werden milde Beschwerden wie Infektionen der oberen Atemwege, Diarrhoe, Mittelohrentzündungen, Übelkeit und Verdauungsstörungen behandelt. Diese Behandlung dieser Beschwerden sollte schnell erfolgen und benötigt in der Regel nicht viel Zeit bei der Untersuchung. Eine kurze Beratung oder ein Rezept reichen meist aus (BCBS, 2017).

Zudem werden Impfungen und andere präventive Gesundheitsleistungen angeboten wie beispielsweise Lipid- und Diabetes Screening und andere Vorsorgeuntersuchungen (RAND Cooperation, 2016).

Behandlungsspektrum der Rediclinic	
Atemwegserkrankungen	Nasennebenhöhlenentzündungen, Halsschmerzen, Husten, Grippe, Bronchitis, Allergien etc.
Kopf-, Ohren- und Augenerkrankungen	Ohrinfektionen, Bindehautentzündung
Haut-, Haar- und Nagelbeschwerden	Sonnenbrand, Warzenentfernung, Läuse, Akne, Insektenstiche und Hautausschläge
Erkrankungen des Verdauungstrakts und der Harnwege	Durchfall, Übelkeit, Erbrechen, Blasen- und Harnwegsinfektionen

Tab. 1: Auszug aus dem Behandlungsspektrum der ‚Rediclinic' (modifiziert nach Rediclinic, 2023)

4 Kundenmanagement von „retail clinics"

4.1 Zielgruppe

RCs werden vor allem von jungen Patienten aufgesucht. Patienten im Alter von 18-44 machen 43 % der Gesamtkunden aus. Im Vergleich dazu macht diese Altersgruppe nur 23 % der Patienten aus, die einen Hausarzt aufsuchen (RAND Cooperation, 2016). Junge Menschen gehen drei Mal so oft in RCs als alte Menschen, obwohl alte Menschen allgemein öfters medizinische Leistungen in Anspruch nehmen (BCBS, 2017).

RCs widmen sich zudem den Personen, die alternativ keinen Hausarzt aufsuchen können was sich darin zeigt, dass nur ein Drittel der Patienten, die RCs aufsuchen einen Hausarzt haben (RAND Cooperation, 2016).

Außerdem werden RCs bevorzugt benutzt, um präventive Untersuchungen durchzuführen, da diese dort günstig und zeitlich unkompliziert wahrgenommen werden können. Etwa 90 % der Behandlungen in RCs sind präventive Behandlungen, nur in 10 % der Fälle handelt es sich um milde Infektionen (RAND Cooperation, 2016).

RCs werden deutlich häufiger von Frauen aufgesucht als von Männern. Zwar werden auch Hausärzte und Notaufnahmen häufiger von Frauen aufgesucht, aber bei RCs ist die Differenz größer. Die Rate bei RCs ist mit 72 % zugunsten der Frauen deutlich höher als in anderen Gesundheitseinrichtungen (BCBS, 2017).

4.2 Kunde oder Patient?

Duden definiert das Wort ‚Kunde' als eine Person, die eine Ware oder eine Dienstleistung kauft (Duden, o.D.a). Duden definiert ‚Patient' als eine Person, die von einem Angehörigen eines Heilberufs behandelt oder betreut wird (Duden, o.D.b).

Im Falle einer RC handelt es sich bei vielen Betroffenen um kranke Personen, die aufgrund Ihrer Beschwerden zu der RC kommen, um eine medizinische Dienstleistung in Anspruch zu nehmen. Andere Betroffene haben keine Beschwerden und kommen für präventive Zwecke, nehmen aber ebenfalls eine medizinische Dienstleistung in Anspruch. In dieser Hinsicht unterscheidet sich die Klientel einer RC nicht stark von dem einer Arztpraxis. Dies würde eher dafürsprechen, die Betroffenen als Patienten anzusprechen.

Als Unterschied lässt sich nennen, dass RCs besonders mit ihren festen und transparenten Preisen werben, was bei Arztpraxen nicht der Fall ist. Eine feststehende Preisliste erinnert eher an ein Lebensmittelgeschäft und wäre daher ein Argument dafür, die Klientel als Kunden zu bezeichnen.

Die Klientel als ‚Kunde' anzusprechen, könnte aber auch einen falschen Eindruck erwecken, da die RC dadurch weniger als medizinische Einrichtung und mehr als reguläres Geschäft gesehen werden könnte. Das Wort ‚Patient' verleiht eine gewisse Professionalität sowie Autorität für das medizinische Personal. Zudem suggeriert das Wort ‚Patient' eine höhere Qualität der Behandlung, da es mehr den Eindruck einer Arztpraxis vermittelt als von einem Geschäft.

Daher wäre es empfehlenswert die Klientel als ‚Patienten' anzusprechen, da dadurch die professionelle medizinische Versorgung besser ausgedrückt werden kann.

4.3 Drei Dimensionen von Wettbewerbsvorteilsstrategien bei „retail clinics"

Bei der Wettbewerbsvorteilsstrategie können drei Dimensionen unterschieden werden: die Differenzierungsvorteile, die Kostenvorteile und die Zeitvorteile (Meffert et al., 2018, S. 167).

Differenzierungsvorteile:
RCs sind durch ihr Walk-In Konzept innovativ und heben sich von der Konkurrenz ab. Für den Patienten ist es sehr viel komfortabler, wenn er die Termine für medizinische

Untersuchungen frei wählen kann und nicht an freie Termine in einer Arztpraxis gebunden ist. Besonders die langen Öffnungszeiten, sowie Öffnungszweiten am Wochenende, heben RCs von der Konkurrenz ab.

Die Qualität der Behandlung in RCs ist ein häufiger Kritikpunkt, bei einer Analyse durch RAND im Jahr 2016 konnte jedoch kein qualitativer Unterschied der Behandlung in einer RC zu einer Behandlung in einer Arztpraxis gefunden werden (RAND Cooperation, 2016).

RCs bieten zwar kein großes Leistungsprogramm an, bieten aber dafür jene Leistungen an, die sehr häufig benötigt werden und die häufig eine schnelle Behandlung erfordern.

Ein weiterer Differenzierungsvorteil von RCs ist die örtliche Lage. Der Patient kann seinen Besuch bei der RC beispielsweise mit dem Lebensmitteleinkauf oder dem Besuch bei der Apotheke kombinieren. Durch die ständige Sichtbarkeit bei alltäglichen Tätigkeiten bleiben RCs in den Köpfen der Kunden präsent, was die Wahrscheinlichkeit erhöht, dass sie eine RC aufsuchen werden.

Kostenvorteile:

Durch die niedrigen Mietkosten und die geringen Personalkosten, können RCs ihre Preise stets niedriger halten als die Konkurrenz. RCs haben daher deutlich niedrigere Preise als die Notaufnahme und leicht niedrigere Preise als Arztpraxen (SBSC, 2017). Die Kosten sind festgelegt und werden transparent kommuniziert (RAND Cooperation, 2016). Dadurch kann der Patient sich immer darauf verlassen wie viel er zahlen muss, was vor allem für diejenigen die nur wenig oder gar nicht versichert sind ein großer Vorteil ist. Dies verringert die Barriere vor allem für Patienten, die sich eine Behandlung beim Arzt oder in der Notaufnahme unter Umständen nicht leisten könnten, da sie von vorherein wissen, wie viel sie zahlen müssen.

RCs bieten einen standardisierten Leistungskatalog an, was den Vorteil hat, dass die Kunden genau wissen welche Leistungen sie dort in Anspruch nehmen können (Scott, 2007).

Zeitvorteile:

RCs haben in der Regel einen standardisierten Behandlungsablauf. Dadurch kann die Behandlung schnell und effizient erfolgen. Da auch nur festgelegte Leistungen angeboten werden, von denen die meisten nicht viel Zeit in Anspruch nehmen, haben RCs in der Regel kurze Wartezeiten (Sempora, 2010). Zudem sind die Öffnungszeiten, wie bereits erwähnt äußerst attraktiv für viele Patienten, die sonst keine Möglichkeit gehabt hätten, die Behandlung in Anspruch zu nehmen. Auch die Walk-In Philosophie bringt große Vorteile, da dies Patienten die Möglichkeit gibt auch spontan eine medizinische Leistung in Anspruch zu nehmen (Sempora 2010). Dies könnte beispielsweise vor oder nach dem Lebensmitteleinkauf eintreten.

5 Finanzmanagement von „retail clinics"

5.1 Erlössystematik

RCs erhalten wie andere medizinische Einrichtungen Geld für die geleisteten medizinischen Behandlungen.

Die Kosten der Behandlungen können entweder direkt vom Patienten übernommen werden oder, falls vorhanden, von der Krankenversicherung. Die meisten US-amerikanischen Krankenversicherungen übernehmen zumindest teilweise die Kosten einer Behandlung in einer RC. Im Jahr 2007 wurden 42% der Behandlungen in RCs zum Teil oder ganz von den Krankenversicherungen bezahlt. Häufig fallen für die Versicherten Zuzahlungen in Höhe von 15 – 35 \$ an (Scott, 2007).

Daraus lässt sich schlussfolgern, dass ein großer Teil der Behandlungskosten in RCs privat getragen werden.

Deshalb ist es wichtig, dass RCs attraktive Preise anbieten können, was ihnen aufgrund von niedriger Personal- und Mietkosten auch gelingt (Scott, 2007).

Im Jahr 2015 haben sich die durchschnittlichen Kosten von einer Behandlung einer Infektion der oberen Atemwege in einer RC auf 35 \$ belaufen. Im Vergleich dazu, belaufen sich die Kosten hierfür bei einem Arztbesuch auf 37 \$ und beim Gang in die Notaufnahme auf 377 \$ (BCBS, 2017).

RCs bieten Festpreise für die unterschiedlichen medizinischen Dienstleistungen an, welche sie auch transparent kommunizieren (RAND Cooperation, 2016).

5.2 Kostenstruktur

Etwa 85 % der Ausgaben einer RC belaufen sich auf Personalkosten, Miete und übergeordnete Verwaltungskosten. Mietkosten werden fortlaufend gesenkt, indem weniger Räume angemietet werden. So hatte 2006 eine RC etwa 350-400 Quadratfuß, während es

2007 nur noch 220 Quadratfuß waren. Dadurch ergeben sich Kosten von 60-90 $ pro Fuß, je nach geografischer Lage (Scott, 2007).

Das durchschnittliche Gehalt eines NP beläuft sich Stand 2007 auf 65,000 – 80,000 $ im Jahr (Scott, 2007). Im Vergleich dazu erhalten Ärzte laut Forbes Advisor ein durchschnittliches Gehalt von 165.000 $ in den USA (Forbes Advisor, 2023). Die Personalkosten einer RC sind daher niedriger als die einer Arztpraxis. Dies liegt neben den unterschiedlichen Gehaltsstufen auch daran, dass in RCs in der Regel weniger Personal angestellt ist als in einer Arztpraxis.

Die Verwaltungskosten belaufen sich auf zwei bis fünf Millionen US-Dollar im Jahr, je nach Größe und Komplexität des Unternehmens. Zu diesen Kosten gehören die Kosten für Krankenaktensysteme, Technologie und Marketing (Scott, 2007).

6 Übertragung des Konzeptes „retail clinic" in das deutsche Gesundheitssystem

Im Folgenden soll erläutert werden ob und inwiefern das Konzept der RC im deutschen Gesundheitssystem realisierbar sein könnte.

6.1 Chancen und Schwierigkeiten

In Deutschland leben Stand 2022 etwa 45,7 Millionen Erwerbstätige (Destasis, 2023). Für Berufstätige ist es oft eine Herausforderung einen passenden Arzttermin zu finden, da Arztpraxen eingeschränkte Öffnungszeiten haben. RCs haben durch verlängerte Öffnungszeiten, sowie Öffnungszeiten am Wochenende den Vorteil, dass sie komfortablere Termine anbieten können. Sie bieten dadurch auch die Möglichkeit spontan vorbeizukommen, was bei Hausärzten nur eingeschränkt möglich ist.

Zusätzlich gibt es in vielen Teilen Deutschlands zu wenig Hausärzte. Eine Analyse des Berliner IGES-Instituts zeigt, dass es im Jahr 2035 etwa 11.000 unbesetzte Hausarztstellen geben wird (rnd, 2021). RCs in Deutschland könnten daher von Vorteil sein, um dem Ärztemangel entgegenzuwirken. Hausärzte könnten entlastet werden, indem milde Erkrankungen und Impfungen durch RCs übernommen werden. Den Hausärzten könnte dadurch auch mehr Zeit freigeräumt werden für andere Fälle. Dies könnte sogar zu einer höheren Qualität der Behandlung führen. Außerdem könnten viele Erkrankungen aufgrund der hohen Verfügbarkeit von RCs frühzeitig abgefangen werden, was Komplikationen und Mehrkosten für das Gesundheitssystem verhindern könnte.

Für Hausärzte hätten RCs allerdings nicht nur Vorteile. Zwar schafft man den Hausärzten unter Umständen mehr Zeit, wenn milde Erkrankungen und Impfungen von RCs übernommen werden, allerdings könnte dies finanziell bei den Hausärzten zu Problemen führen. Den Hausärzten kämen dann vorwiegend die komplizierteren Fälle zu, die mehr Zeit beanspruchen, aber nicht automatisch entsprechend mehr Geld einbringen.

Weiterhin kann eine fragmentierte Behandlung weitläufige Probleme mit sich bringen. Ein Hausarzt kennt seine Patienten, deren Vorerkrankungen und die bisher erfolgten Untersuchungen, was bei einer RC nicht der Fall ist. Daher könnte es zu doppelten Untersuchungen, sowie unnötigen Behandlungen kommen. Dies ist eine höhere finanzielle Belastung für das Gesundheitssystem und kann im Schlimmsten Fall sogar negative gesundheitliche Folgen für den Patienten haben.

Ob eine RC dieselbe Qualität einer Behandlung anbieten kann, wie ein Hausarzt ist ein häufiger Kritikpunkt. In den USA konnte jedoch kein qualitativer Unterschied zwischen der Behandlung in einer RC und der Behandlung durch einen Hausarzt festgestellt werden (RAND Cooperation, 2016).

Ein zusätzlicher interessanter Aspekt wäre, ob RCs in Deutschland die Kosten des Gesundheitssystems senken könnten. In den USA haben RCs zwar Kosten eingespart bei Patienten, die stattdessen in die Notaufnahme gegangen wären. Allerdings sind auch viele Patienten zur Behandlung in RCs gekommen, die sich andernfalls gar nicht hätten behandeln lassen. Eine Kostensenkung für das Gesundheitssystem wurde in den USA daher nicht erreicht (RAND Cooperation, 2016).

Zusammenfassend lässt sich sagen, dass das Konzept der RC in Deutschland vorstellbar wäre, um Hausärzte und Notaufnahmen zu entlasten. Allerdings wäre es wichtig eine kontinuierliche Behandlung durch gute Kooperation und Kommunikation zwischen RCs und Hausärzten sicherzustellen, um unnötige Behandlungen zu vermeiden und eine gute Behandlungsqualität zu gewährleisten. Zudem sollte sichergestellt werden, dass Hausärzte keine großen finanziellen Einbußen haben, beispielsweise durch die Anpassung des Honorars für chronisch kranke Patienten und komplizierte Fälle.

6.2 Interessen der Akteure

Aus Sicht der Patienten bieten RCs durch ihre flexiblen Öffnungszeiten große Vorteile. Auch die Möglichkeit dort spontan ohne Termin hinzugehen ist für viele Patienten ein attraktives Angebot. Der Kostenfaktor, der in den USA eine große Rolle spielt, ist in Deutschland von geringerer Bedeutung, da in Deutschland aufgrund der Pflichtversicherung nur 0,1% der Bevölkerung (Stand 2019) nicht krankenversichert ist (Destasis, 2020). Einige Leistungen auf Selbstzahlerbasis, wie beispielsweise bestimmte Impfungen könnten unter Umständen bei RCs günstiger angeboten werden. Aber die meisten Leistungen würden von den Krankenkassen bezahlt werden, wodurch der Patient vom Preisunterschied nicht betroffen ist.

Für Hausärzte würde das Einführen von RCs in Deutschland eine Entlastung bedeuten. Allerdings stellen sie auch gleichzeitig eine Konkurrenz dar. RCs könnten den Hausärzten die lukrativen Fälle wegnehmen und dadurch finanzielle Probleme auslösen. Hausärzte wären einem höheren Wettbewerb ausgesetzt, wenn RCs in Deutschland umgesetzt werden würden.

Auch für Notaufnahmen könnten RCs eine Entlastung bedeuten, da sie die leichteren Fälle übernehmen könnten. Aufgrund des aktuellen Fachkräftemangels könnte dies ein großer Vorteil sein.

Bezüglich des Fachkräftemangels könnten RCs aber zusätzlich eine Konkurrenz für Arztpraxen und Krankenhäuser sein, sofern die Arbeitsbedingungen in RCs dort attraktiv gestaltet werden würden.

Für die Krankenkassen wären RCs wegen ihrer niedrigen Kosten von Vorteil. Da in RCs kein Arzt arbeitet, sind die Krankenkassen bei der Vergütung nicht an die Verträge mit den KVen gebunden und könnten niedrigere Pauschalen auszahlen. Allerdings zeigte die Analyse von RAND, dass die Kosten für das Gesundheitssystem durch RCs nicht gesenkt wurden, da einige Patienten ohne RC gar keine Behandlung in Anspruch genommen hätten (RAND Cooperations, 2016). Das Gesundheitsverhalten in Deutschland könnte sich aber von dem in den USA unterscheiden, da in Deutschland Versicherungspflicht besteht und Patienten daher in der Regel nicht aus Kostengründen Behandlungen vermeiden müssen.

Da die Finanzierung des Gesundheitssystems ein dauerhaftes Thema in der Politik ist, wäre es auch von Interesse für die Politik RCs in Deutschland einzuführen, sofern dadurch eine Kostensenkung für das Gesundheitssystem zur Folge hätte.

6.3 Vergleichbare Konzepte in Deutschland

Im Jahr 2017 hat in Hamburg ein Gesundheitskiosk als Pilotprojekt eröffnet. Anfang 2022 kamen in Achen und Essen jeweils eine neue Einrichtung dazu und Ende 2022 wurde auch in Thüringen eine Einrichtung eröffnet. Weitere Standorte für Gesundheitskioske in Deutschland sind in Planung (Wissenschaftliche Dienste, 2023).

Die Gesundheitskioske sind allerdings anders als in den USA nur eine Beratungs- und Vermittlungsstelle und erbringen keine tatsächlichen medizinischen Dienstleistungen (Wissenschaftliche Dienste, 2023). Sie dienen zur Vermittlung von Gesundheitswissen und -kompetenz und sollen medizinische Versorgungsprozesse verbessern. Dies gilt insbesondere für Menschen aus sozioökonomisch schlecht gestelltem Umfeld. Sie sind auf Empfehlung des Gemeinsamen Bundesausschusses (G-BA) Teil der Regelversorgung (AOK, o.D.).

Laut einer Studie der Universität Hamburg haben Gesundheitskioske eine Verbesserung des Zugangs zur Gesundheitsversorgung zur Folge, eine Entlastung der Ärzteschaft sowie eine verbesserte Patientenzufriedenheit (Wild, 2021).

7 Literaturverzeichnis

AOK (o.D.). *Regionale Versorgung: Gesundheitskiosk.* Zugriff am 09.09.2023. Verfügbar unter https://www.aok.de/pk/rh/regionale-versorgung-gesundheitskiosk/

Auer, C. (2004). *Performance Measurement für das Customer Relationship Management.* Wiesbaden: Deutscher Universitäts-Verlag.

BCBS (Blue Cross Blue Shield Association). (Hrsg.). (2017). *The Health of America Report. Retail clinic visits increase despite use lagging among individually insured Americans.* Zugriff am 06.09.2023. Verfügbar unter https://www.bcbs.com/sites/default/files/file-attachments/health-of-america-report/BCBS.HealthOfAmericaReport.Retail.pdf

Cambridge Dictionary (o.D.). *Retail.* Zugriff am 12.09.2023. Verfügbar unter https://dictionary.cambridge.org/dictionary/english/retail

Coursera (2023). *How Long Does It Take to Become a Nurse Practitioner (NP)?* Zugriff am: 12.09.2023. Verfügbar unter https://www.coursera.org/articles/how-many-years-of-school-to-be-a-nurse-practitioner

Destasis (2020). *Weniger Menschen ohne Krankenversicherungsschutz.* Zugriff am 09.09.2023. Verfügbar unter https://www.destatis.de/DE/Presse/Pressemitteilungen/2020/09/PD20_365_23.html

Destasis (2023). *Arbeitsmarkt – Erwerbstätigkeit.* Zugriff am 08.09.2023. Verfügbar unter https://www.destatis.de/DE/Themen/Arbeit/Arbeitsmarkt/Erwerbstaetigkeit/_inhalt.html

Duden (o.D.a). *Kunde, der.* Zugriff am 08.09.2023. Verfügbar unter https://www.duden.de/rechtschreibung/Kunde_Kaeufer_Kerl

Duden (o.D.b). *Patient, der.* Zugriff am 08.09.2023. Verfügbar unter https://www.duden.de/rechtschreibung/Patient

Forbes Advisor (2023). *What Is The Average Salary Of U.S. Doctors in 2023?* Zugriff am 13.09.2023. Verfügbar unter https://www.forbes.com/advisor/in/education/doctor-salary-in-us/

Fortune Business Insights (2022). *The U.S. retail clinics market is projected to grow from $2.05 billion in 2022 to $4.22 billion by 2029, at a CAGR of 10.8% in forecast period, 2022-2029.* Zugriff am 12.09.2023. Verfügbar unter https://www.fortunebusinessinsights.com/u-s-retail-clinics-market-106419

RAND Cooperation (2016). *The Evolving Role of Retail Clinics.* Zugriff am 06.09.2023. Verfügbar unter https://www.rand.org/pubs/research_briefs/RB9491-2.html

Rediclinic (2023). *About Our Clinics and Services.* Zugriff am 09.09.2023. Verfügbar unter https://www.rediclinic.com/clinics/

Rnd (2021). *Leere Praxen in Deutschland: In Sachsen ist bereits jeder achte Hausarztsitz unbesetzt.* Zugriff am 08.09.2023. Verfügbar unter https://www.rnd.de/gesundheit/hausarzt-mangel-in-deutschland-warum-gibt-es-so-viele-leere-praxen-4GJF4BKSCRFCXDLIKDOLIZOG3M.html

Meffert, H., Bruhn, M. & Hadwich, K. (2018). *Dienstleistungsmarketing. Grundlagen – Konzepte – Methoden* (9., vollständig überarbeitete und erweiterte Auflage). Wiesbaden: Springer Gabler.

Scott, M. (2007). *Health Care in the Express Lane: Retail Clinics Go Mainstream.* Zugriff am 09.09.2023. Verfügbar unter https://digirepo.nlm.nih.gov/master/borndig/101322709/HealthCareInTheExpressLaneRetailClinics2007.pdf

Sempora, (2010). *Walk-In Kliniken. Wie Gesundheitsdienstleister vom Service-Spirit der Systemgastronomen gelernt haben.* Zugriff am 09.09.2023. Verfügbar unter https://www.sempora.com/files/pdf/Insight_VS12_S12_WalkinKlinik.pdf

Terry, K. (2019). *How to compete with retail clinics* (Medical Economics, Hrsg.). Zugriff am 12.09.2023. Verfügbar unter https://www.medicaleconomics.com/news/how-compete-retail-clinics

Wild, E.-M., Schreyögg, J. (2021). *Kurzbericht zur Evaluation INVEST Billstedt/Horn.* Zugriff am 09.09.2023. Verfügbar unter https://www.hche.uni-hamburg.de/forschung/transfer/invest/2021-03-31-hche-kurzbericht-invest-evaluation.pdf

Wirtz, B. W. (2021). *Business Model Management. Design – Instrumente – Erfolgsfaktoren von Geschäftsmodellen* (5., aktualisierte und erweiterte Auflage). Wiesbaden, Germany: Springer Gabler.

Wissenschaftliche Dienste des Deutschen Bundestags (2023). *Sachstand – Gesundheitskioske in Deutschland, Finnland und den USA.* Zugriff am 09.09.2023. Verfügbar unter https://www.bundestag.de/resource/blob/934938/7e17ad7459961e5d24c3f839a5923cfc/WD-9-084-22-pdf-data.pdf

8 Tabellenverzeichnis